Estelle Bray

Implantologie et prothèse maxillo-faciale mandibulaire

Estelle Bray

Implantologie et prothèse maxillo-faciale mandibulaire

Réhabilitation prothétique des pertes de substances mandibulaires d'origine tumorale à l'aide d'un greffon fibulaire

Presses Académiques Francophones

Impressum / Mentions légales
Bibliografische Information der Deutschen Nationalbibliothek: Die Deutsche Nationalbibliothek verzeichnet diese Publikation in der Deutschen Nationalbibliografie; detaillierte bibliografische Daten sind im Internet über http://dnb.d-nb.de abrufbar.
Alle in diesem Buch genannten Marken und Produktnamen unterliegen warenzeichen-, marken- oder patentrechtlichem Schutz bzw. sind Warenzeichen oder eingetragene Warenzeichen der jeweiligen Inhaber. Die Wiedergabe von Marken, Produktnamen, Gebrauchsnamen, Handelsnamen, Warenbezeichnungen u.s.w. in diesem Werk berechtigt auch ohne besondere Kennzeichnung nicht zu der Annahme, dass solche Namen im Sinne der Warenzeichen- und Markenschutzgesetzgebung als frei zu betrachten wären und daher von jedermann benutzt werden dürften.

Information bibliographique publiée par la Deutsche Nationalbibliothek: La Deutsche Nationalbibliothek inscrit cette publication à la Deutsche Nationalbibliografie; des données bibliographiques détaillées sont disponibles sur internet à l'adresse http://dnb.d-nb.de.
Toutes marques et noms de produits mentionnés dans ce livre demeurent sous la protection des marques, des marques déposées et des brevets, et sont des marques ou des marques déposées de leurs détenteurs respectifs. L'utilisation des marques, noms de produits, noms communs, noms commerciaux, descriptions de produits, etc, même sans qu'ils soient mentionnés de façon particulière dans ce livre ne signifie en aucune façon que ces noms peuvent être utilisés sans restriction à l'égard de la législation pour la protection des marques et des marques déposées et pourraient donc être utilisés par quiconque.

Coverbild / Photo de couverture: www.ingimage.com

Verlag / Editeur:
Presses Académiques Francophones
ist ein Imprint der / est une marque déposée de
OmniScriptum GmbH & Co. KG
Heinrich-Böcking-Str. 6-8, 66121 Saarbrücken, Deutschland / Allemagne
Email: info@presses-academiques.com

Herstellung: siehe letzte Seite /
Impression: voir la dernière page
ISBN: 978-3-8416-3109-1

Zugl. / Agréé par: Thèse Chir. Dent. ; Nantes; 2014

Copyright / Droit d'auteur © 2015 OmniScriptum GmbH & Co. KG
Alle Rechte vorbehalten. / Tous droits réservés. Saarbrücken 2015

Sommaire

INTRODUCTION 3

1. RECONSTRUCTIONS CHIRURGICALES DES PERTES DE SUBSTANCE MANDIBULAIRE D'ORIGINE TUMORALE MALIGNE 7

   1.1. Reconstruction des pelvimandibulectomies non interruptrices 7

   1.1.1. Définition 7

   1.1.2. Techniques chirurgicales 8

   1.2. Reconstruction des pelvimandibulectomies interruptrices 9

   1.2.1. Définition 9

   1.2.2. Techniques chirurgicales 10

   1.2.3. Procédures chirurgicales : greffon microanastomosé de fibula 11

   1.2.4. Planification opératoire 13

       1.2.4.1. Intervention chirurgicale 14

       1.2.4.2. Suivi post-opératoire 18

   1.2.5. Avantages et inconvénients 18

2. REHABILITATION PROTHETIQUE IMPLANTO-PORTEE 22

   2.1. Implantation différée : après reconstruction et radiothérapie 22

   2.1.1. Critères décisionnels 22

       2.1.1.1. Délai d'implantation 22

       2.1.1.2. Dose d'irradiation 23

   2.1.2. Etude de la faisabilité implantaire 27

   2.1.3. Phase chirurgicale 28

   2.1.4. Phase prothétique 29

   2.1.5. Avantages et inconvénients 32

   2.2. Implantation différée : après reconstruction et avant radiothérapie 34

   2.2.1. Critère décisionnel : délai d'implantation 34

   2.2.2. Etude de faisabilité implantaire 35

   2.2.3. Phase chirurgicale 35

2.2.4. Phase prothétique et phase d'irradiation 35

2.2.5. Avantages et inconvénients 36

2.3. Implantation immédiate : reconstruction et implantation simultanées 37

2.3.1. Critères décisionnels 37

2.3.2. Etude de la faisabilité implantaire 37

2.3.3. Phase chirurgicale 40

2.3.3.1. Préfabrication d'un greffon de fibula 40

2.3.3.2. Mise en place lors de la greffe microanastomosée 41

2.3.4. Réhabilitation prothétique 42

2.3.5. Irradiation 45

2.3.6. Avantages et Inconvénients 46

CONCLUSION **49**

BIBLIOGRAPHIE **52**

Introduction

Les cancers des voies aérodigestives supérieures regroupent les cancers des lèvres, de la cavité orale, du pharynx et du larynx. D'après l'Institut National du Cancer, en 2012, 14 638 nouveaux cas ont été recensés en France métropolitaine, dont 74% sont survenus chez l'homme.[1]

En fonction de l'étendue de la lésion tumorale, notamment dans les cas de grandes étendues tumorales (T3 ou T4 selon la classification TNM de 1998), le traitement défini dans le cadre d'une réunion de concertation pluridisciplinaire repose sur l'association radio-chirurgicale, selon le Collège de la Haute Autorité de Santé et l'Institut National du Cancer.[2]

La chirurgie mandibulaire interruptrice constitue le traitement de choix, en particulier des carcinomes épidermoïdes pelvi linguaux. Il s'agit d'une exérèse tumorale qui engendre un sacrifice osseux mandibulaire plus ou moins important.

De nombreuses classifications des pertes de substances mandibulaires ont été décrites dans la littérature, la plus utilisée semble être celle de Jewer et Boyd de 1989 **(Fig.1)**.

Il s'agit d'une classification « HCL » basée sur la complexité de la reconstruction et non la taille :

- Pertes de substances centrales ou « C » : elles concernent la région symphysaire, incluant les deux canines et nécessitent plusieurs ostéotomies afin de redonner un galbe satisfaisant à la région mentonnière.
- Pertes de substances latérales ou « L » : préservent la région condylienne.
- Pertes de substances « H » ou hémimandibulectomies : englobent la région condylienne.

De nombreuses combinaisons sont possibles, décrivant ainsi huit pertes de substances mandibulaires possibles : H, C, L, LC, HC, LCL, HCL, HH.

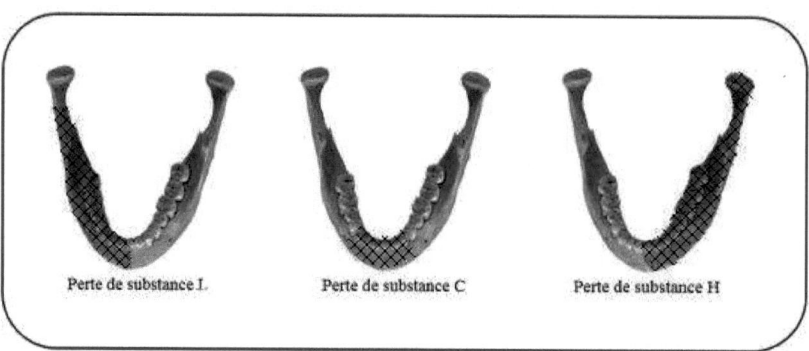

Figure 1 : Pertes de substances mandibulaire, selon la classification HCL de Jewer et Boyd (1989).

Cependant suite à ces techniques chirurgicales, de multiples complications sont apparues, altérant les conditions de vie des patients. Le manque de continuité mandibulaire, créé par les pertes de substance interruptrice induit des déficiences fonctionnelles telles qu'un trouble de l'articulé dentaire, un déséquilibre statique mandibulaire et une diminution de la surface d'appui ostéo-muqueuse nécessaire à la rétention d'une future réhabilitation prothétique. De plus, elles entrainent des troubles de la déglutition et de la phonation, ainsi que des préjudices esthétiques en faisant apparaître un profil « d'oiseau » ou une asymétrie faciale liée à la résection de la symphyse ou de l'un des angles mandibulaires. C'est pourquoi cette chirurgie interruptrice est aujourd'hui systématiquement couplée à une reconstruction du massif facial inférieur.

Du fait des nombreux échecs obtenus lors des reconstructions par lambeaux musculocutanés, non vascularisés, la microchirurgie reconstructive a connu un essor important.

Les greffons de crêtes iliaques ainsi que les greffons de fibula sont les principales techniques chirurgicales décrites dans la littérature. En 1989, Hidalgo va populariser l'utilisation de ces greffes dans le cadre de la reconstruction des pertes de substance mandibulaire.

A ce jour, la reconstruction à l'aide d'un greffon libre de fibula microanastomosé est devenue la technique de référence. La majorité des auteurs favorisent l'utilisation de ce lambeau par rapport au lambeau de scapula ou de crête iliaque, car le taux de morbidité du site donneur est plus faible.

Néanmoins, la chirurgie ne permet pas de rétablir *ad integrum* les structures anatomiques. C'est pourquoi, l'obtention d'une restauration prothétique stable et fonctionnelle, selon les procédés conventionnels, s'avère délicate voir compromise.

En effet, après une reconstruction chirurgicale chez les patients édentés complets, les prothèses amovibles sont généralement instables du fait de l'excès de tissus mous ou de l'insuffisance de tissus osseux. Ceci engendre des zones de frottement et une capacité masticatoire très altérée.

De plus, l'hyposialie engendrée par l'irradiation, complémentaire du traitement chirurgical, péjore l'adhésion de la prothèse.

Face à cette problématique, l'avènement et la fiabilisation de l'implantologie orale permet d'envisager désormais de nouvelles approches thérapeutiques restauratrices bucco-dentaires chez ces patients.

Ainsi, aujourd'hui, l'association des greffons microanastomosés et de l'implantologie orale assurerait une certaine pérennité du résultat morphologique obtenu et garantirait la stabilité orale de la réhabilitation prothétique.

Cependant, dans le cadre de ces reconstructions mandibulaires d'origine carcinologique, celle-ci est souvent associée à un traitement par radiothérapie. Or, la mise en place d'implant au niveau d'une zone irradiée a souvent été source de désaccords.

C'est pourquoi de nombreux auteurs ont envisagé de réaliser l'implantation après la reconstruction chirurgicale mais avant la radiothérapie. Cette technique permet d'assurer l'ostéointégration des implants mais retarde le traitement par radiothérapie. D'autres auteurs ont aussi envisagé de réaliser une mise en place des implants concomitante à la reconstruction osseuse à l'aide d'un greffon de fibula, permettant ainsi de rétablir des conditions de vie plus favorables, plus rapidement.

Le but de cette thèse est d'établir un bilan des données de la littérature à propos de l'apport de l'implantologie dentaire dans les restaurations bucco-dentaires associées aux reconstructions osseuses mandibulaires dans un cadre carcinologique.

Dans un premier temps, un rappel des différents types de reconstructions des pertes de substance mandibulaire d'origine tumorale maligne est proposé, puis dans un deuxième temps, nous analyserons les différentes techniques implantaires lors des réhabilitations orales dans ce cadre.

1. Reconstructions chirurgicales des pertes de substance mandibulaire d'origine tumorale maligne.

Les objectifs de cette chirurgie reconstructrice mandibulaire sont multiples :
- Rétablir la continuité mandibulaire
- Restituer un volume osseux adéquat et une forme anatomique adaptée
- Restaurer les défauts des tissus mous
- Assurer un contour facial le plus harmonieux possible.

Il s'agit d'une chirurgie complexe, du fait de la spécificité anatomique et fonctionnelle de cette région cervico-faciale.

1.1. Reconstruction des pelvimandibulectomies non interruptrices

1.1.1. Définition

Ce type d'intervention est indiqué dans les tumeurs du plancher buccal sans atteinte osseuse, mais s'approchant du rebord basilaire mandibulaire.

Il est alors nécessaire de réaliser la résection d'une baguette mandibulaire d'os alvéolaire afin de ne pas laisser des cellules tumorales. Cette résection permet également d'abaisser la mandibule, rendant ainsi la fermeture de la plaie plus aisée.

Les techniques de pelvimandibulectomies non interruptrices sont classées en fonction de leur localisation.(**Fig.2**)

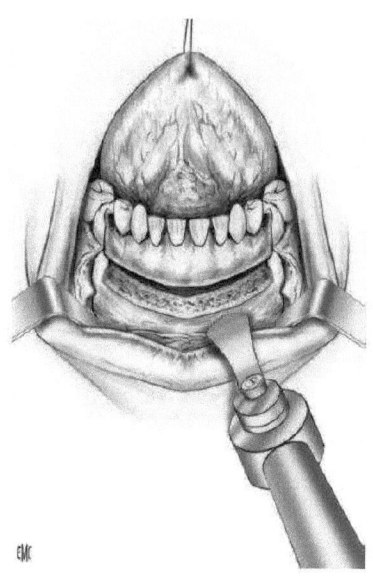

Figure 2 : La résection osseuse dans une pelvimandibulectomie antérieure non interruptrice. Marandas et coll . 3 Copyright © 2006. Elsevier Masson SAS. Tous droits réservés.

1.1.2. Techniques chirurgicales

Lors de la réalisation d'une pelvimandibulectomie non interruptrice antérieure ou latérale, il n'y a pas de rupture de la continuité osseuse.

Une réparation muqueuse va être réalisée en même temps que l'exérèse tumorale ou dans un second temps. Plusieurs types d'interventions ont été décrits dans la littérature [3] :

- Réalisation d'un lambeau pédiculé : il s'agit d'un lambeau dans lequel le pédicule n'est pas coupé. De nombreux lambeaux pédiculés existent tels que :
    o Le lambeau de la muqueuse jugale pédiculée sur l'artère faciale (FAMM)
    o Le lambeau pédiculé nasogénien

- o Le lambeau musculo-cutané du grand pectoral
- Réalisation d'un lambeau libre : dans ces cas-là, le pédicule est coupé lors du prélèvement et ré-anastomosé ensuite au niveau de l'artère faciale. Plusieurs types de lambeaux peuvent être utilisés, tels que :
    - o Le lambeau libre antébrachial à pédicule radial (« Lambeau Chinois »)
    - o L'utilisation d'une palette cutanéo-muqueuse de fibula, de crête iliaque ou scapulaire.

1.2. Reconstruction des pelvimandibulectomies interruptrices

1.2.1. Définition

Ce type d'intervention est réalisé lorsqu'il y a une atteinte osseuse clinique ou radiologique. L'importance du segment d'os à réséquer va dépendre des données radiologiques.

Dans tous les cas, la résection osseuse doit être large, car l'obtention d'un examen histologique extemporané n'est pas possible sur l'os.

En fonction du point de départ de la tumeur et de ses extensions, on distingue aussi des pelvimandibulectomies interruptrices antérieures et latérales de plus ou moins grandes étendues. **(Fig. 3)**

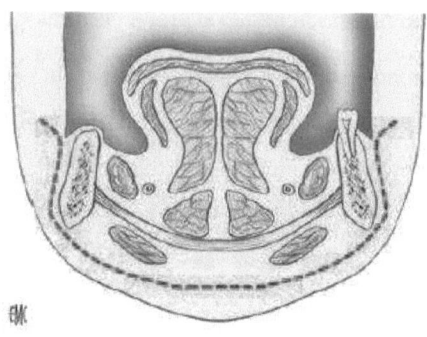

Figure 3: Coupe frontale d'une glosso-pelvimandibulectomie antérieure interruptrice. Marandas et coll. [3] Copyright © 2006 Elsevier Masson SAS. Tous droits réservés.

1.2.2. Techniques chirurgicales

Actuellement, la reconstruction des pertes de substance de la face et du cou à l'aide de greffons microanastomosés est souvent décrite comme étant le « gold standard » des reconstructions, selon Wong and Wei (2010).[4]

Les premiers transferts de greffons microanastomosés ont été réalisés par Daniel et Taylor en 1973. Depuis les années 1980, l'utilisation d'anastomose vasculaire pour les transferts est devenue un outil classique pour ces reconstructions.

D'après la littérature, de nombreux greffons ont été utilisés lors des reconstructions des pertes de substance mandibulaire. Trois grands types de greffons sont fréquemment décrits :

- Le greffon microanastomosé d'os scapulaire
- Le greffon microanastomosé de crête iliaque
- Le greffon microanastomosé de fibula

Du fait de sa faible quantité, l'os scapulaire est de moins en moins utilisé lors de ce type de greffe.[5]

Selon Bähr et coll.[6], le lambeau de crête iliaque demande une longue période d'immobilisation du patient en post-opératoire afin d'éviter des dommages au niveau du nerf fémoral, des fractures du pelvis ou des hernies abdominales.

La reconstruction à l'aide d'un lambeau libre de fibula est devenue une norme. La majorité des auteurs préconisent l'utilisation de ce lambeau par rapport au lambeau de scapula ou de crête iliaque, car le taux de morbidité du site donneur est plus faible.

1.2.3. Procédures chirurgicales : greffon microanastomosé de fibula

Le greffon de fibula a été décrit pour la première fois par Taylor, en 1975, afin de reconstruire un membre inférieur. Ce type de greffon va être transféré dans la région cervico-faciale par Hidalgo en 1989 pour reconstruire la mandibule.

Le péroné apporte 25 cm d'os solide et bi-cortical permettant ainsi de reconstruire une mandibule. **(Fig. 4)**

Le pédicule vasculaire de ce greffon comprend l'artère péronière issue du tronc tibiopéronier et ses deux veines satellites. Il est malléable et sa riche vascularisation permet de nombreuses ostéotomies. Il sera le plus souvent utilisé dans les reconstructions antérieures au niveau de la symphyse mandibulaire.[7]

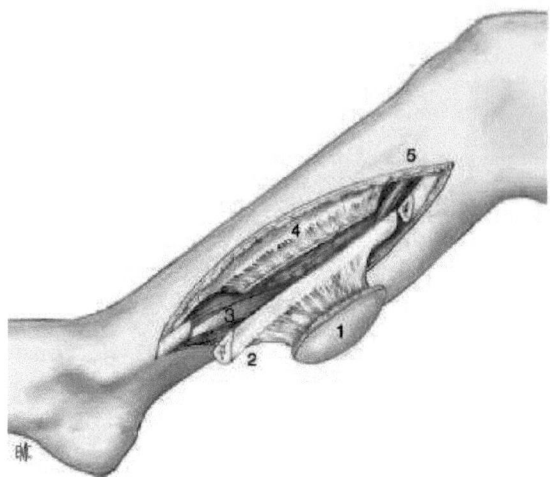

Figure 4 : Prélèvement d'un lambeau composite de péroné ; Bozec et coll. 5 Copyright © 2007 Elsevier Masson SAS. Tous droits réservés.

1. Palette cutanée ; 2. Péroné sectionné et tracté en dehors ; 3. Muscle long fléchisseur de l'hallux ; 4. Muscle tibial postérieur ; 5. Pédicule vasculaire péronier.

Les greffes libres de péroné sont réalisées dans les pertes de substance osseuse supérieures à 10 cm. Elle sont néanmoins contre-indiquées lors d'une arthrose congénitale et d'une altération des vaisseaux des membres inférieurs.[8] L'athérosclérose constitue l'un des principaux obstacles au prélèvement du greffon.[9]

Une classification a été créée par Iizuka et coll. [10], fonction du type d'atteinte mandibulaire et du nombre d'ostéotomies réalisées : **(Fig. 5)**

- Classe I : aucune ostéotomie n'est réalisée,
- Classe II : une ostéotomie
- Classe III : deux ostéotomies
- Classe III : plus de deux ostéotomies.

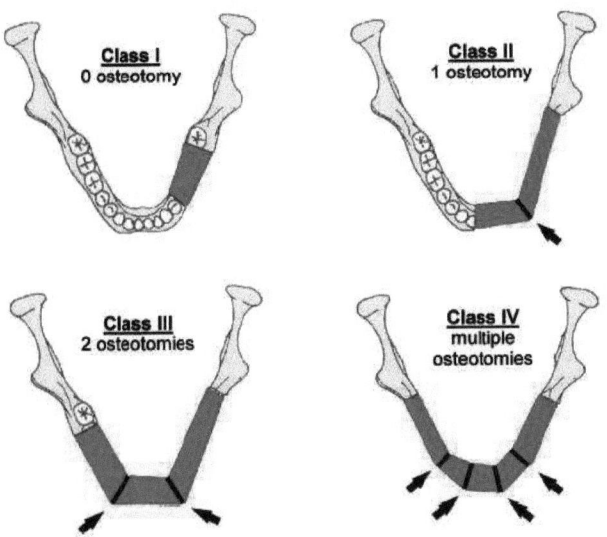

Figure 5: Classification des défauts mandibulaires en fonction du nombre d'ostéotomies du greffon de fibula à réaliser. Iizuka et coll. [10] (2005) Copyright © Blackwell Munksgaard 2004.

1.2.4. Planification opératoire [6]

Après avoir effectué le bilan de la pathologie initiale, il convient de s'assurer de la faisabilité de la reconstruction par un greffon libre. Il faut rechercher la disponibilité des vaisseaux cervicaux receveurs de bonne qualité, grâce à un écho-doppler des vaisseaux du cou ou un angio-scanner. Ce type d'examen permet de s'assurer de la perméabilité des vaisseaux.

Afin de diminuer le temps opératoire, les interventions se font généralement en deux équipes, l'une en charge de l'exérèse chirurgicale carcinologique et de la reconstruction consécutive et l'autre en charge du prélèvement du greffon.

De nos jours, les bilans préopératoires des reconstructions mandibulaires peuvent être planifiés par informatique.

Dans leur étude, Albert et coll.[11] utilisent le logiciel de modélisation Osirix®. Celui-ci permet, à partir du scanner préopératoire, de réaliser une modélisation en trois dimensions de la perte de substance mandibulaire. Il indique le segment à réséquer, permettant ainsi de déterminer la longueur d'os fibulaire nécessaire à la greffe.

1.2.4.1.　Intervention chirurgicale [9]

Anesthésie :

Étant donnée la durée de ce type d'intervention chirurgicale, le patient doit être installé dans une position confortable. Afin d'éviter tout point de compression, il est souvent placé sur un matelas anti-escarre.

Il s'agit d'une anesthésie générale prolongée et souvent difficile, suite à un état général souvent altéré du patient. De plus, l'intubation est parfois complexe selon la localisation de la tumeur.

Une trachéotomie peut être effectuée d'emblée. Lorsqu'elle n'est pas réalisée dès le départ, elle est faite au cours de l'intervention afin de protéger les voies aériennes du patient.

Prélèvement du greffon :

Le prélèvement est réalisé par voie latérale selon la technique décrite par Gilbert en 1975 [98], sous garrot pneumatique dans une grande partie des cas. **(Fig.6)**. Afin d'assurer une stabilité du genou et de la cheville, il faut conserver une hauteur épiphysaire proximale et distale de 6 à 7 cm.

Le prélèvement se fait toujours à la partie moyenne de la jambe entre sa région latérale et sa région postérieure.

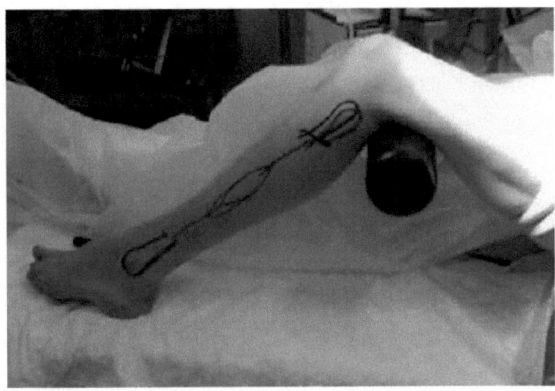

Figure 6 : Tracé du prélèvement d'un greffon de fibula (Source : Dr CHAINE)

L'incision débute à la partie antérieure de la palette cutanée (intéressant la peau, les tissus cutanés et le fascia), et se prolonge sur la ligne du septum intermusculaire, tout en faisant attention aux artères perforantes. Elle se termine une fois le pédicule tibio-postérieur repéré. **(Fig. 7)**

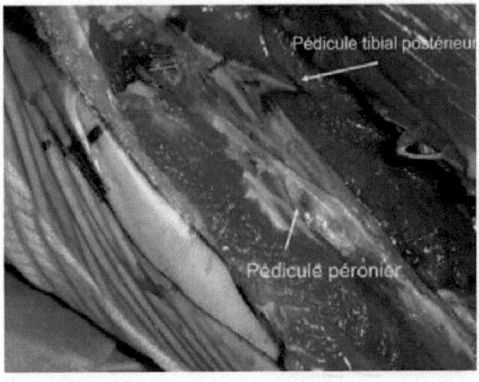

Figure 7 : *Vue après incision du lambeau (Source : Dr CHAINE)*

Les sections osseuses proximales et distales sont ensuite effectuées à l'aide d'une scie oscillante ou d'une fraise fissure sous irrigation, en fonction du bilan pré-opératoire.

La cloison inter-osseuse est incisée sur la hauteur du prélèvement osseux et le muscle tibial postérieur est libéré de la face médiane du péroné (l'hémostase est réalisée par coagulation bipolaire ou microclips en titane). La dissection du pédicule artérioveineux est réalisée jusqu'à la bifurcation du tronc artériel tibio-péronier.

A ce moment-là, le garrot va être supprimé afin de permettre le contrôle de la revascularisation du greffon prélevé.

Ostéotomies :

La préparation du greffon peut se faire *in situ* lorsqu'il est encore vascularisé par son pédicule nourricier, ou bien sur la table opératoire une fois prélevé. **(Fig. 8)**

Il s'agit d'ostéotomies modelantes afin de préformer une néo-angulation mandibulaire.

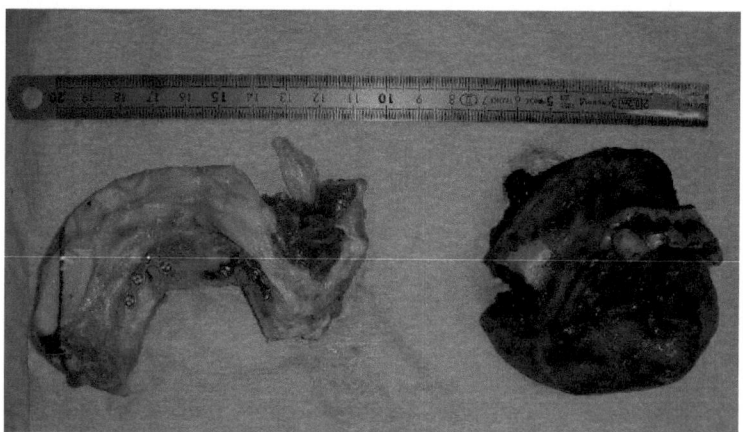

Figure 8 : Ostéotomie du greffon de fibula, comparaison de la taille du lambeau par rapport à la taille de l'os mandibulaire réséqué (Source : Dr CHAINE)

Contention osseuse :

Une contention osseuse est réalisée aux berges de la perte de substance à l'aide d'attelles en titane ou de plaques miniaturisées vissées.

Anastomose vasculaire :

Le chirurgien va ensuite effectuer la microanastomose vasculaire de l'artère fibulaire sur l'artère receveuse (artère faciale, thyroïdienne supérieure, linguale ou sur l'une des artères collatérales de l'artère carotide externe)**(Fig.9)**. Puis il réalisera les microanastomoses des veines entre l'artère du site donneur et le tronc thyrolinguofacial ou la veine jugulaire externe.

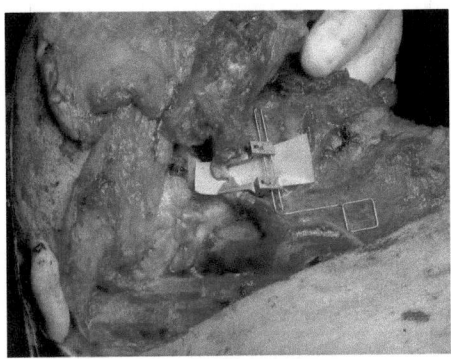

Figure 9 : Mise en place des artères avant anastomose (Source : Dr CHAINE)

Les sutures des anastomoses sont réalisées avec du fil 9.0. Les sutures des éléments tégumentaires, musculaires, fascio-graisseuses et/ou cutanés sont effectuées à l'aide de fils résorbable 2.0.

1.2.4.2. Suivi post-opératoire

L'alimentation du patient est d'abord parentérale et par sonde gastrique, jusqu'au 7ème jour ; puis liquide, l'alimentation mixée peut ensuite débuter le 10ème jour.

Outre la surveillance médicochirurgicale, il est nécessaire de réaliser une surveillance de la palette cutanée. Elle est facilement accessible après l'intervention.

L'examen doit prendre en compte : la coloration, la tension, l'abondance et la qualité du saignement après piqûre à l'aiguille fine, deux fois par jour, pendant la semaine qui suit l'intervention.[9]

Si la palette est de couleur pâle, atone et que l'on note une absence de saignement franc, cela signifie qu'il y a une probable thrombose artérielle. En revanche, en cas de thrombose veineuse, la palette sera tuméfiée, violacée avec un saignement immédiat, abondant et rouge.

Selon l'étude de Van Gemert et coll[12]., basée sur les évaluations post-opératoires de 83 greffons microanastomosés au cours des première et deuxième années :

- 5 greffons ont fait une hémorragie secondaire ou hématome,
- 2 greffons ont été perdus,
- 3 greffons ont partiellement nécrosés,
- 6 greffons ont une exposition des plaques,
- fracture des plaques d'ostéosynthèse dans 7 greffons,
- 2 greffons ont abcédé,
- 3 greffons ont subi une ostéoradionécrose.

1.2.5. Avantages et inconvénients

D'après l'analyse de la littérature, il semblerait que le greffon de fibula soit le plus adapté pour les reconstructions des pertes de substance mandibulaire. Néanmoins, il s'agit surtout d'études rétrospectives avec un faible niveau de preuve (Niveau de preuve 4, selon la classification de la Haute Autorité de Santé)**(Annexes).**

Qualité anatomique du site donneur :

D'après Taylor et coll.[13], la fibula possède plusieurs avantages :
- une bonne hauteur de tissus mous
- une bonne résistance mécanique à la torsion et à la pression
- une longueur d'os suffisante pour tout type de restaurations
- une liberté de positionnement dans les trois plans de l'espace.

Cependant, la limitation de la hauteur verticale va altérer la restauration prothétique idéale.[6]

Nombre d'ostéotomies possible :

De par sa morphologie et sa riche vascularisation, l'os fibulaire peut bénéficier de nombreuses ostéotomies. Ceci permet de s'adapter à un plus grand type de restauration.[13]

Mise en place du greffon :

D'après Taylor et coll.[13], le greffon de fibula, étant très bien vascularisé, est rapidement incorporé.

Mücke et coll.[14] ont réalisé une étude rétrospective sur 5 ans dans laquelle ils évaluent la qualité de l'anastomose des greffons de fibula et de crête iliaque. Dans leur conclusion, ils favorisent le lambeau de fibula. Les anastomoses sont plus faciles à réaliser sur un greffon de péroné, car ce sont de longs vaisseaux (6-8cm) et larges (1,5 à 4mm).[6]

Suites opératoires au niveau du site donneur :

Il semblerait qu'il y ait de faibles comorbidités du site donneur en ce qui concerne les greffons de fibula. [13] Il peut y avoir certaines gênes après l'intervention, notamment des douleurs, une faiblesse musculaire, une instabilité du genou ou de l'articulation de la cheville et un engourdissement du pied. Généralement, toutes ces gênes disparaissent après 3 à 4 jours d'immobilisation.[6]

Tableau 1 : Synthèse de la littérature sur les types de greffons utilisés

Auteurs	Type étude	Effectif (greffons)	Nature du greffon	Taux de succès	Niveaux de preuve
Gonzales-Garcia et coll. [15]	Rétrospective	102	Fibula	5 ans 92,8%	4
Hidalgo et coll. [16]	Rétrospective	20	Fibula, Scapula	10 ans 85%	4
Eckardt et coll. [17]	Prospective	500	Fibula, Scapula, Crête iliaque, Radius	18 ans 94%	2
Bähr et coll. [6]	Rétrospective	8	Fibula	2 ans 100%	4
Gbara et coll. [13]	Rétrospective	33	Fibula	2 ans 100%	4
Mücke et coll. [14]	Rétrospective	156	Fibula Crête Iliaque	5 ans 85%	4

La reconstruction des pertes de substance mandibulaire permet de rétablir une continuité osseuse, cependant, elle ne permet pas de rétablir *ad integrum* les structures anatomiques. C'est pourquoi une restauration prothétique stable et fonctionnelle, selon des procédés conventionnels, est souvent compromise.

Face aux échecs de la prothèse conventionnelle, le recours à l'implantologie orale apparaît comme l'un des éléments prometteur dans la prise en charge des patients présentant des pertes de substance mandibulaire.

2. Réhabilitation prothétique implanto-portée

L'utilisation de restauration implanto-portée permet de restaurer une fonction masticatrice, d'augmenter le soutien de la lèvre et d'apporter des solutions esthétiques intéressantes. Plusieurs procédures implantaires sont décrites dans la littérature.

2.1. Implantation différée : après reconstruction et radiothérapie

2.1.1. Critères décisionnels

D'après la littérature, l'irradiation serait l'une des principales causes d'échec implantaire. La dose d'irradiation, le délai entre celle-ci et la mise en place des implants semblent avoir une influence directe sur le taux de succès implantaire.

2.1.1.1. Délai d'implantation

Les données de la littérature varient en fonction des auteurs.

Selon des analyses histologiques, l'équilibre entre les phénomènes d'apposition et de résorption osseuse serait réalisé au bout de 8 mois après l'irradiation. Néanmoins, le délai moyen d'implantation après irradiation semble être de 18 mois.[18]

Selon Ferrari et coll. [19], les délais d'implantation permettent d'évaluer la motivation du patient, de les sélectionner et de s'assurer qu'il est bien en période de rémission. De plus, les échecs implantaires sont aussi liés aux effets secondaires indésirables de la radiothérapie sur, les tissus durs et tissus mous, tels que la xérostomie, les mycoses et l'hypo-vascularisation des tissus. Dans le but de réduire les échecs d'ostéointégration, les auteurs recommandent d'attendre 12 mois entre l'irradiation et la mise en place des implants.

Colella et coll.[20] ont réalisé une analyse de la littérature, de 1990 à 2006, sur les implants et la radiothérapie.
Ils ont observés les délais effectués par les auteurs entre la fin de la radiothérapie et la mise en place des implants :
- Entre 1 et 12 mois : 1 échec sur 48
- Entre 13 et 24 mois : 2 échecs sur 71
- Entre 25 et 36 mois : 1 échec sur 31
- Au-dessus de 36 mois : aucun échec sur 76

Malgré ces chiffres, les auteurs précisent que suite à l'analyse statistique des résultats, il n'y a aucune différence significative entre ces délais.

Claudy et coll. [21] ont réalisé une analyse de la littérature, afin d'évaluer le délai d'implantation le plus favorable après une irradiation de l'os greffé.
Ils ont constaté que plusieurs auteurs préfèrent attendre 6 mois après la fin du traitement par radiothérapie pour réaliser l'implantation. D'autres auteurs préfèrent attendre 12 mois.
Au terme de leur analyse de la littérature et malgré les faibles niveaux de preuve, Claudy et coll. [21] ont conclu qu'il est nécessaire d'attendre au moins 12 mois avant d'implanter.

2.1.1.2. *Dose d'irradiation*

Dans la plupart des cas, la mise en place des implants en différé, est réalisée sur un os irradié.

La radiothérapie a des effets néfastes sur la mise en place des implants suite à l'atteinte vasculaire.

Une étude [22] a comparé le taux d'échec implantaire au niveau de l'os irradié et de l'os non irradié. Il semblerait qu'au départ, la quantité de perte d'implants était similaire entre les deux groupes. Cependant ce n'est pas pour les même raisons :
- Groupe irradié : infection péri-implantaire
- Groupe non irradié : échec de l'ostéointégration primaire

Certains auteurs estiment qu'au-dessus de 60 grays, la perte des implants est de 50% dans les cinq mois qui suivent l'implantation. [23]

Dans leur analyse de la littérature, Claudy et coll. [21] ont constaté que le taux d'échec implantaire augmente (34%) lorsque les doses sont supérieures à 50 Gy. Ces échecs sont associés aux différents effets de l'irradiation, tels que l'hypo-cellularité du tissu osseux, la perturbation de l'équilibre entre l'apposition et la résorption osseuse et la réduction de la néovascularisation.

D'après les auteurs, le risque de développer une ostéoradionécrose dépend de la dose d'irradiation, du volume et de la nature du tissu irradié.

Colella et coll. [20] ont réalisé une analyse de la littérature, de 1990 à 2006, sur les implants et la radiothérapie.
Ils ont noté que les échecs implantaires pouvaient aussi varier en fonction de la dose d'irradiation :
- En dessous de 45Gy : aucun échec sur 102
- Entre 46 et 55Gy : 8 échecs sur 148
- Entre 56 et 66Gy : 18 échecs sur 344
- Au-dessus de 66Gy : 4 échecs sur 78

Néanmoins, malgré ces résultats, aucune différence significative entre les échecs et la dose d'irradiation n'a été enregistré.

Dans sa revue de littérature de 2006, Granström[24] indique que la dose d'irradiation à ne pas dépasser serait de 55 Gy[24].

La dose d'irradiation a une influence mais également son mode de délivrance. En effet, lorsque les auteurs donnent la dose totale d'irradiation, le nombre de séance et la dose délivrée par séance ne sont pas développés. Il est préférable de prendre en compte « les doses cumulées des rayonnements ».

Dans son article, Granström calcule ces effets avec une formule :

$$\left(\frac{Durée\ totale\ du\ traiement}{Nombre\ de\ traitement}\right)^{-0,11} \times Dose\ par\ traitement \times Nombre\ de\ traitement^{0,65}$$

Ainsi d'après cette formule, le taux d'échec implantaire est plus faible pour des doses cumulées entre 18 et 20 (soit entre 48 et 65 Gy) que pour une dose cumulée de 40 (soit 120Gy).

Il ajoute également que la planification du déroulement des séances de radiothérapie peut avoir une influence. La radiothérapie conventionnelle par modulation d'intensité est le traitement de référence. Elle délivre une dose de 50 à 65Gy en 6 à 7 semaines, à raison d'une séance par jour, 5 jours par semaine. Des schémas de fractionnement modifiés peuvent être employés tels que des hypo-fractionnements (dose distribuée par séance supérieure à 2Gy) ou des hyper-fractionnements (dose distribuée par séance supérieure à 2Gy) ou des radiothérapies accélérées (2 doses par jour). Selon Granström, le mode de fractionnement de la radiothérapie peut avoir une influence sur le taux d'échec implantaire, cependant, très peu d'études ont développé cette notion.

Jacobsen et coll.[25] ont analysé dans leur étude l'ostéointégration des implants dans un greffon de fibula et un os mandibulaire irradiés et non irradiés. A 5 ans, le taux de succès implantaire est de 83,3% :
- Os mandibulaire irradié : 82% succès
- Os mandibulaire non irradié : 86% succès

- Os fibulaire irradié : 38% succès
- Os fibulaire non irradié : 86% succès

De plus, 5 implants sur les 140 ont engendré une ostéoradionécrose, tous dans l'os fibulaire irradié. Ainsi le taux de succès implantaire est plus important dans un os fibulaire non irradié qu'irradié.

Afin de limiter la perte des implants dans l'os irradié, certains auteurs préconisent de réaliser une oxygénothérapie hyperbare préventive (HBO). Celle-ci permettrait d'augmenter la pression en oxygène dans l'os ischémique et de stimuler l'angiogenèse.[22,26] Depuis quelques années, cette technique semble un peu controversée dans la littérature. En effet, dans sa revue de littérature, Granström souligne que de nombreux auteurs ont implanté en terrain irradié sans oxygénothérapie et qu'ils n'ont constaté aucune différence de résultats.[24]

Tableau 2 : Synthèse de la littérature sur les délais et les doses d'irradiation avant implantation (NC : Non Communiqué)

Auteurs	Type D'étude	Effectifs		Dose d'irradiation	Délais irradiation/implantation	HBO	Taux de succès implantaire en site irradié
		patients	implant en site irradié / Implant total				
Salinas et coll.[22]	Rétrospective	44	57/117	60Gy	4 à 108 mois	Oui	3ans 83%
Mancha de la Plata et coll.[23]	Rétrospective	30	39/225	50-70Gy	33 mois	Oui	5ans 89,78%

Ferrari et coll. [19]	Prospective	14	23/62	45-65Gy	9,5 mois	Non	10ans 82,61%
August et coll. [27]	Rétrospective	18	NC/40	54-75Gy	44,5 mois en moy	Oui	Entre 1-48 mois 60%
Granström et coll. [28]	Contrôlée	30	289/378	50-70Gy	NC	Oui 142/289	5ans 92,6%
Jacobsen et coll. [25]	Rétrospective	33	13/140	50-73Gy	17 mois	Non	5ans 38%
Colella et coll. [20]	Revue de littérature	NC	672	50-70Gy	1 à 36 mois	NC	NC 95,53%
Claudy et coll. [21]	Revue de littérature	NC	NC	>50Gy	6 à 12 mois	NC	NC

2.1.2. Etude de la faisabilité implantaire

Il est nécessaire d'observer la motivation du patient. La chirurgie reconstructrice est une étape lourde pour eux. Le fait d'y associer une réhabilitation prothétique amplifie la prise en charge thérapeutique et nécessite une certaine compliance de leur part. De plus, il est important de l'informer sur les éventuels échecs implantaires et leurs conséquences.

Un bilan de l'état général du patient doit être réalisé afin d'évaluer l'absence de récidive tumorale.

Après avoir effectué un entretien et un examen clinique complet du patient, une radiographie panoramique sera réalisée.

Les examens cliniques et radiologiques permettent d'aboutir à une planification de traitement :

- modèles d'études montés en articulateur
- réalisation d'une cire de diagnostic (wax-up) si besoin
- création d'un guide radiologique : il peut s'agir d'un appareil provisoire, contenant des marqueurs radio-opaques.

- réalisation d'une imagerie de seconde intention (scanner ou cône beam), avec le guide radiologique en bouche. Il permet, non seulement, d'évaluer le volume osseux et la qualité de l'os et mais aussi de vérifier l'adéquation du projet prothétique avec les données anatomiques.

Dans leur étude, G. De Riu et coll.[29] utilise la technique de la chirurgie guidée par ordinateur afin de planifier la mise en place des implants.

Dans un premier temps, la tumeur est réséquée et la mandibule reconstruite à l'aide d'un greffon microanatsomosé de fibula, fixé par des plaques en titane. Le patient est ensuite traité par radiothérapie.

Un an après le traitement par radiothérapie, un scanner est réalisé afin d'effectuer l'étude de faisabilité implantaire.

Le logiciel NobelGuide® va permettre de conceptualiser un modèle en 3D permettant ainsi de pré-visualiser où seront mis les implants. Dans le protocole de NobelGuide®, deux cônes beam ont été réalisés par patient : l'un avec le guide radiologique issu du projet prothétique, l'autre sans le guide radiologique.

A partir de ces modélisations en 3D, un guide chirurgical est créé grâce au logiciel Nobel Biocare. Cette technique permet de s'assurer de la fiabilité de mise en place implantaire et permet également un gain de temps lors de l'intervention.

2.1.3. Phase chirurgicale

En fonction de l'importance de l'acte à effectuer, le type d'anesthésie peut varier. L'intervention aura lieu sous anesthésie générale s'il faut enlever les plaques d'ostéosynthèse en même temps que la mise en place implantaire.

Une antibioprophylaxie à large spectre, souvent à base d'amoxicilline et d'acide clavulanique est donnée au patient une heure avant et poursuivie pendant six jours.

Afin de gérer au mieux les tissus mous, il est possible d'utiliser un bistouri électrique, cependant, il faut rester à distance de l'os.

La technique chirurgicale utilisée est la même que pour des implants dans un os mandibulaire natif, elle doit être le moins traumatisante possible. Cependant, certaines précautions spécifiques sont à prendre en particulier à l'égard des tissus mous :

- Gestion du vestibule : une fois la greffe réalisée, on constate souvent que la crête est totalement plate et ne permet pas d'avoir une bonne rétention prothétique. Une vestibuloplastie doit être réalisée avant la mise en place des implants, permettant ainsi de créer un couloir prothétique et un meilleur soutien de la lèvre.

- Gestion des tissus mous du greffon : il est parfois nécessaire de réaliser un dégraissage du greffon avant la mise en place des implants.

- Gestion des risques infectieux : les tissus mous au niveau des greffes microanastomosées sont beaucoup plus sensibles, après radiothérapie, aux risques infectieux et peuvent engendrer une inflammation péri-implantaire (péri-implantite). Une chirurgie muco-gingivale à l'aide d'un greffon gingival, prélevé au niveau d'une zone non irradiée est assez délicate mais permet de résoudre ce problème.

2.1.4. Phase prothétique

Le suivi post-opératoire se fait généralement au bout de 8 jours, par la dépose des fils et la réalisation d'une radiographie panoramique afin de contrôler le positionnement des implants. Elle sert également de radiographie de contrôle afin de suivre l'évolution de l'ostéointégration au cours des années.

Les conditions de mise en charge vont permettre d'influencer l'ostéointégration des implants.

En fonction de l'état général du patient, la mise en charge peut être réalisée dans un délai variable. Généralement, il est d'au minimum trois mois[30,31], mais il se fait en moyenne au bout de 10 mois [19].

Plusieurs types de réhabilitations prothétiques sont possibles : amovibles ou fixées, partielles ou totales en fonction de l'étendue de l'édentement à restaurer.

Dans tous les cas, le projet prothétique doit être prévu en amont afin de minimiser les échecs. L'utilisation de guides radiologiques et de guides chirurgicaux fabriqués à partir des données radiologiques et cliniques sont nécessaires.

Prothèse amovible supra-implantaire[32] :

Il s'agit du choix le plus fréquent et le plus documenté, la prothèse adjointe conventionnelle possède dans son intrados un système d'attachement femelle qui pourra se clipper au niveau du système d'attachement mâle vissé à l'intérieur des implants supports ou inversement selon l'espace prothétique.

Il existe plusieurs systèmes d'attachements :
- les barres de conjonction : de type DOLDER® ou ACKERMAN®, elles sont utilisés lorsqu'il y a suffisamment d'espace prothétique. Elles sont vissées sur les implants par l'intermédiaire de piliers transgingivaux. Afin d'éviter un effet scoliodontiques sur les implants, il est préférable d'avoir une barre rectiligne.
- les systèmes de boutons de pressions : de type Oring® ou Locator® SNAP®. La partie mâle est vissée sur les implants, ces moyens de rétention se situent à 1 mm au-dessus de la limite gingivale.
- les systèmes magnétiques tels que l'Eccentric de Rothermann®. L'absence de liaison mécanique directe entre la prothèse et les implants est la caractéristique majeure des attachements axiaux magnétiques. Ils

présentent de nombreux inconvénients tels que la corrosion des éléments magnétiques, le glissement permanent de la prothèse sur les aimants et une efficacité moindre par rapport aux connexions mécaniques.

La planification du projet thérapeutique doit prendre en compte les éléments anatomiques, chirurgicaux et prothétiques. Le choix du projet prothétique est le fil conducteur de l'ensemble des étapes clinique et s'appuie sur le choix du système d'attachement et de la situation clinique.

Le système d'attachement doit répondre à trois critères :

- la simplicité : pour la mise en œuvre par le praticien mais également pour le patient lors de l'insertion et la maintenance. L'entretien des boutons de pressions est plus facile que l'entretien de la barre de conjonction ou le système magnétique.

- L'efficacité : en apportant un complément de rétention suffisant. Les forces de rétention varient selon le système, elle est de 16 à 20 Newton pour la barre de conjonction, de 6 à 10 Newton pour les boutons de pression et de 1 à 5 Newton pour les systèmes magnétiques. Néanmoins, il faut prendre en compte la force atténuée des personnes âgées qui auront du mal à enlever un système trop rétentif.

- La fiabilité : dans le temps. Il faut prendre en compte la fréquence nécessaire et la facilité de remplacement des pièces d'usures. Il faut privilégier les attachements en alliage précieux.

La priorité est donnée à la simplification de ces systèmes afin de faciliter le démontage, l'accès au site implantaire et l'hygiène. Le risque de complication et de récidive étant toujours possible, il faut pouvoir réintervenir facilement.

Prothèse fixée supra-implantaire :

La réalisation d'une prothèse fixée supra-implantaire dans le cadre d'une reconstruction de l'os fibulaire irradié est beaucoup plus rare. Elle nécessite une hygiène très rigoureuse et une bonne gestion des tissus mous au préalable afin d'éviter tout problème inflammatoire et infectieux.

Il peut s'agir d'une prothèse transvissée ou scellée.

2.1.5. Avantages et inconvénients

L'implantation différée permettrait de s'assurer de la viabilité du greffon dans un premier temps, mais également de surveiller les risques de récidives tumorales avant la phase implantaire.

De plus, cela permet de s'assurer de la motivation du patient et de planifier un projet prothétique adapté.

En effet, Fenlon et coll. [33] ont observé qu'il était difficile de planifier l'axe et la position des implants avant la chirurgie reconstructive. Dans leur étude, seuls 33 implants sur 95 implantés immédiatement ont une position adaptée à la réhabilitation prothétique, contrairement aux 48 implants sur 50 implantés en différé.

Cependant, le taux d'échec implantaire est plus élevé dans l'os irradié.
Dans leur revue de littérature, Claudy et coll[21] ont constaté qu'il y avait un taux d'échec implantaire de 34% dans l'os irradié.

Les délais de réhabilitation implanto-portée sont très longs. Jacobsen et coll. [25] attendent 6 mois avant la mise en charge des implants.

Tableau 3 : Synthèse de la littérature sur l'implantation différée après irradiation (F : Fibula, I : Crête Iliaque, M : Mandibule, R : Radius, A : Autres, NC : Non communiqué)

Auteurs	Type étude	Effectif Patient	Effectif Implant	Type os	Implantation après irradiation (nombre implant et délais)	Mise en charge	Taux de succès
Mertens et coll.[34]	Prospective	18	71 (57I 10F)	Fibula et Crête iliaque	25 6 mois	NC	28 mois 98,59%
De Riu et coll.[29]	Etude de cas	1	5	Fibula	NC 1 an	Oui	6 mois 100%
Salinas et coll.[22]	Rétrospective	44	206 (114F 92 M)	Fibula Mandibule	NC NC	6 mois	9 ans 83%
Kramer et coll.[35]	Rétrospective	16	51	Fibula	NC NC	3 mois	4 ans 99%
Gbara et coll.[13]	Rétrospective	30	121	Fibula	NC NC	-	4 ans 96,4%
Mancha de la plata et coll.[23]	Rétrospective	30	225	Fibula	39 12-96 mois	3 à 6 mois	7 ans 73,33%
Ferrari et coll.[19]	Prospective	62	14	Fibula	23 19-79 mois	2 à 23 mois	10 ans 91,9%
Bodard et coll.[18]	Rétrospective	29	10	Fibula	19 12-48 mois	6 mois	3 ans 96,55%
August et coll.[27]	Rétrospective	18	40	Fibula	NC 1 à 156 mois	7 à 48 mois	4 ans 60%
Granström et coll.[28]	Contrôlée	78	378	Mandibule	289 NC	NC	16 ans 72,48%
Parbo et coll.[36]	Rétrospective	16	67	Fibula	NC 9-89 mois	NC	3,3 ans 96%

Jacobsen et coll.[25]	Rétrospective	23	140 (99F, 41M)	Fibula, Mandibule	47 4-48 mois	6 mois	12 ans 81%
Cuesta-Gil et coll.[37]	Rétrospective	111	706 (175F, 179I, 32R, 320A)	Fibula, Crête iliaque, Mandibule, Autres	190 au bout d'1an	NC	15 ans 92,6%
Garrett et coll.[38]	Longitudinale	17	58	Fibula	58 4-6mois	4 mois	5 ans 94,82%
Claudy et coll[21]	Revue de littérature	NC	NC	Fibula	NC 6-12mois	NC	NC 66%
Fenlon et coll.[33]	Etude croisée	41	145	Fibula	50 3mois	NC	3 ans 96%

Le taux d'échec implantaire étant plus élevé dans l'os fibulaire irradié et selon l'importance du prothétique assez important, de nouvelles stratégies doivent être développées, afin de diminuer ce taux.

2.2. Implantation différée : après reconstruction et avant radiothérapie

2.2.1. Critère décisionnel : délai d'implantation

Schiegnitz et coll.[39] ont réalisé une méta-analyse basée sur des articles traitant de l'implantation et de la radiothérapie entre 2007 et 2013. Ils ont constaté que très peu d'autres réalisaient la mise en place des implants avant l'irradiation.

De plus, aucun article ne communique les délais exacts entre la reconstruction chirurgicale et l'implantation avant l'irradiation.

Par conséquent, aucune conclusion ne peut être établie sur le délai d'implantation à la suite de la reconstruction.

2.2.2. Etude de faisabilité implantaire

La planification implantaire se fait avant la chirurgie d'exérèse. Lors de cette première consultation, un entretien et un examen clinique permettent d'établir la faisabilité de la réhabilitation prothétique implanto-portée.

L'étude de faisabilité implantaire va être identique à celle décrite lors de l'implantation différée après reconstruction et radiothérapie.

2.2.3. Phase chirurgicale

Comme pour la mise en place des implants après reconstruction et après irradiation, des précautions sont à prendre pour la gestion des tissus mous.

La technique chirurgicale est la même que pour l'implantation conventionnelle.

2.2.4. Phase prothétique et phase d'irradiation

La mise en place des implants ne contre-indique pas l'irradiation de l'os ensuite. Il faut cependant prendre quelques précautions.

La nature des implants n'influence pas le choix prothétique car les implants en titane et leur alliage ne produisent pas de radiations secondaires, du fait de leur numéro atomique élevé.

Un certain délai doit être respecté entre la mise en place des implants et l'irradiation. Il est en moyenne de cinq à six semaines selon Schepers [40], afin de ne pas interférer avec la phase de cicatrisation primaire.

De plus, la mise en charge des implants est réalisée qu'une fois la radiothérapie terminée, c'est-à-dire en moyenne 9 mois après leur mise en place chirurgicale.

La réalisation des prothèses implanto-portées est identique à celle décrite auparavant lors de l'implantation après la reconstruction chirurgicale et l'irradiation.

2.2.5. Avantages et inconvénients

Dans leur méta-analyse, Schiegnitz et coll. [39] ont constaté que cette technique permet de réduire le risque d'ostéoradionécrose et d'éliminer l'utilisation de l'oxygénothérapie hyperbare.

Elle permet également de réduire les délais de réhabilitation prothétique.

Néanmoins cette technique pose un problème d'éthique car elle interfère avec le traitement cancérologique en retardant l'initiation de la radiothérapie.

Tableau 4 : Synthèse de la littérature sur l'implantation différée avant irradiation

Auteurs	Type d'Etude	Effectif		Délais Irradiation	Mise en charge	Taux de succès
		Patient	Implant			
Korfage et coll.[30]	Rétrospective	50	195	6 Semaines	9 mois	5ans 83%
Schoen et coll. [41]	Prospective	50	140	6 Semaines	9 mois	2ans 97%

Schepers et coll. [40]	Rétrospective	48	139	6 Semaines	9 mois	8ans 97%
Schiegnitz et coll. [39]	Méta-analyse	NC	NC	NC	NC	NC

2.3. Implantation immédiate : reconstruction et implantation simultanées

Urken et coll. furent les premiers à proposer le traitement implantaire simultanément à la reconstruction mandibulaire.[42]

2.3.1. Critères décisionnels

Les principaux critères à prendre en compte afin de réaliser une implantation immédiate sont :
- Le faible risque de récurrence de la tumeur
- La stabilité médicale du patient
- La motivation et la coopération du patient
- L'acceptation du coût financier par le patient

2.3.2. Etude de la faisabilité implantaire

L'étude de la faisabilité implantaire varie selon la technique chirurgicale utilisée.

Dans leur étude, Rohner et coll.[43] pré-fabriquent un greffon de fibula au préalable lors des reconstructions importantes du maxillaire et de la mandibule. Quatre patients ont été intégrés dans leur étude avec ostéointégration de 18 implants.

La reconstruction du maxillaire à l'aide d'un greffon de fibula et de la mise en en place simultanée d'implants sont planifiées en plusieurs étapes.

La localisation et le nombre d'ostéotomies de fibula sont tout d'abord pré-visualisés puis le positionnement des implants sur l'os fibulaire fractionné. **(Fig. 10)**

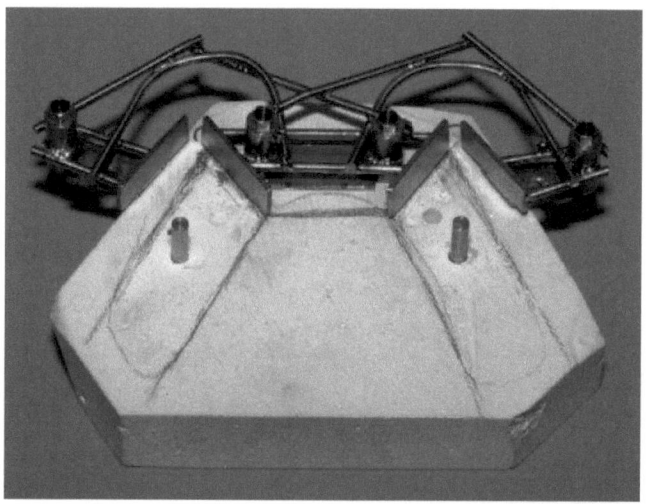

Figure 10 : Prototype réalisé lors de la technique de la mise en place dans le greffon de fibula. Jaquiéry et coll. [45] *(2004) Copyright © 1999-2015 John Wiley & Sons, Inc. Tous droits réservés.*

A partir de ces données, un prototype est fabriqué. Il informe le chirurgien de la longueur d'os fibulaire à prélever, du nombre et de la localisation des ostéotomies ainsi que le nombre et le positionnement des implants.

Dans leur étude, Schouman et coll. [44] ont développé une nouvelle technique de reconstruction permettant la mise en place des implants en un seul temps opératoire.

Leur logiciel informatique Surgicase CMF 5.1 permet, tout d'abord, d'importer les coupes axiales du scanner mandibulaire et de l'angioscanner de la fibula réalisés préalablement à toute intervention chirurgicale. Puis, il réalise des segmentations de celles-ci afin de définir un modèle du massif facial après la perte de substance mandibulaire.

A partir du massif facial pré-établi, il est possible de positionner virtuellement les implants au niveau de la perte de substance. Généralement, ils sont positionnés à mi-hauteur entre la crête et le rebord basilaire Lorsque les positions sont validées, la trajectoire de la conformation fibulaire est tracée, permettant de définir les ostéotomies de fibula et le positionnement des implants sur celle-ci.

Une fois la technique de reconstruction planifiée, un prototype va être préfabriqué par ordinateur. Un dispositif sur mesure est réalisé précisant le positionnement des implants, la longueur de fibula à prélever, le nombre et la localisation des ostéotomies à effectuer. **(Fig. 11)**

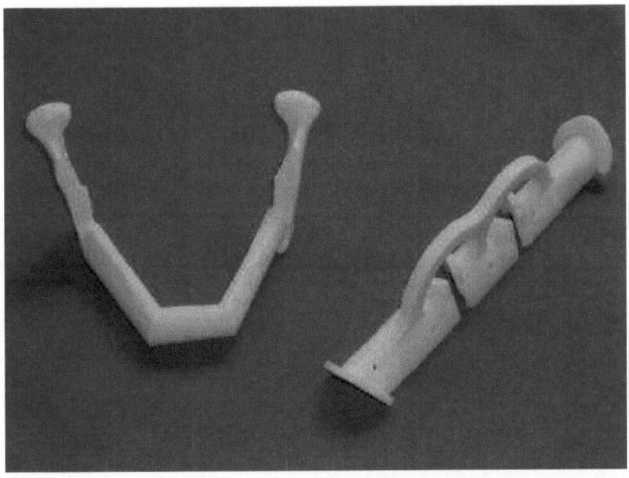

Figure 11 : Prototype réalisé pour la technique de la préfabrication du greffon de fibula. Schouman et coll.[44] Copyright © 2014 Elsevier Masson SAS. Tous droits réservés.

Dans tous les cas, s'il s'agit d'un édentement total, 4 implants minimum seront envisagés.

2.3.3. Phase chirurgicale

2.3.3.1. Préfabrication d'un greffon de fibula

Dans leur étude, Rohner et coll. [45] décrivent deux temps opératoires.

Lors du premier temps opératoire, le chirurgien va positionner les implants dans l'os fibulaire sous anesthésie générale, grâce au « patron » fabriqué auparavant. La préparation du greffon est réalisée selon l'approche latérale décrite par Gilbert (1975).

Les implants vont être positionnés selon les techniques habituelles d'implantologie. Afin d'enregistrer la position exacte des implants, ceux-ci vont être isolés à l'aide d'une digue, en laissant apparaître seulement les vis de couverture. Un silicone lourd va être utilisé pour réaliser l'empreinte. Afin de favoriser l'ostéointégration, une membrane en gore-tex va être positionnée afin de protéger les implants lors des sutures au niveau de l'os fibulaire. **(Fig. 12)**

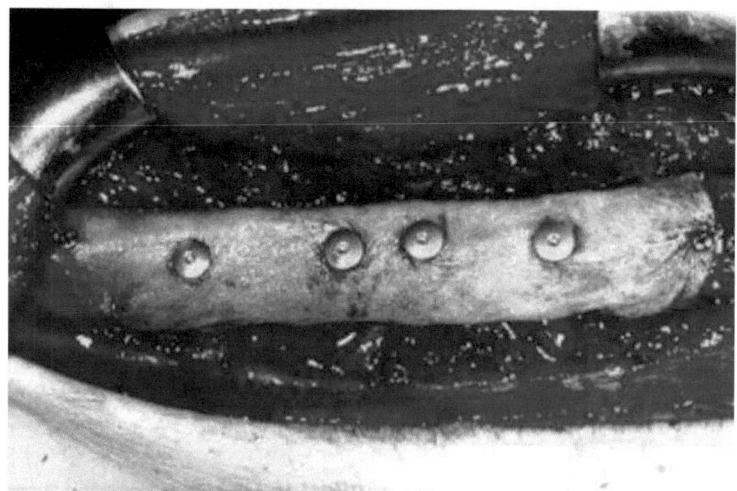

Figure 12 : Mise en place d'une membrane en gore-tex afin de protéger la fibula. Rohner et coll. [45] (2013) Copyright © Munksgaard 2002.

A l'aide de l'empreinte, le prothésiste va pouvoir réaliser une supra-structure en titane permettant de supporter la prothèse.

Le deuxième temps opératoire va se faire à l'aide de deux équipes chirurgicales, l'une pour la fibula, l'autre pour le maxillaire. L'équipe de chirurgiens orthopédiques va réaliser le prélèvement du greffon et réaliser les ostéotomies. Après avoir préparé le site receveur, les chirurgiens maxillo-faciaux vont mettre en place l'os fibulaire à l'aide de mini-plaques. La barre va être fixée sur les implants et la prothèse va être mise en place. (**Fig. 13**)

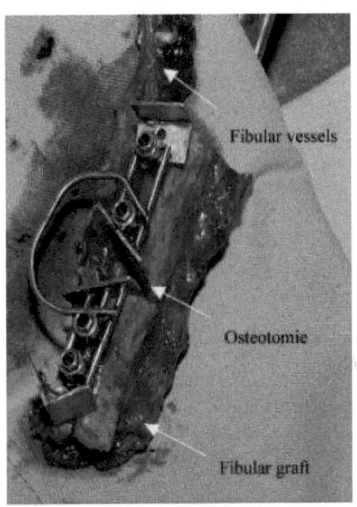

Figure 13 : Mise en place des implants à l'aide du prototype. Jaquiéry et coll. [45](2004) Copyright © 1999-2015 John Wiley & Sons, Inc. Tous droits réservés.

2.3.3.2. Mise en place lors de la greffe microanastomosée

Zou et coll.[46] réalisent dans un premier temps, le prélèvement et les anastomoses du greffon de crête iliaque. Puis, ils positionnent les implants après avoir réalisé l'ostéosynthèse du greffon. De l'os condensé va être positionné autour des implants afin d'assurer leur stabilité.

Schouman et coll. [44] ont développé une nouvelle technique de reconstruction. Le protocole chirurgical est celui décrit par Gilbert en 1975, avec une voie d'abord antérolatérale. Lorsque le greffon est prélevé, le prototype fabriqué lors de l'étude de faisabilité, va être positionné au niveau de la fibula afin de réaliser la mise en place des implants et les ostéotomies. Le greffon est ensuite positionné au niveau des extrémités de la mandibule restante et fixé par des plaques d'ostéosynthèse pré-

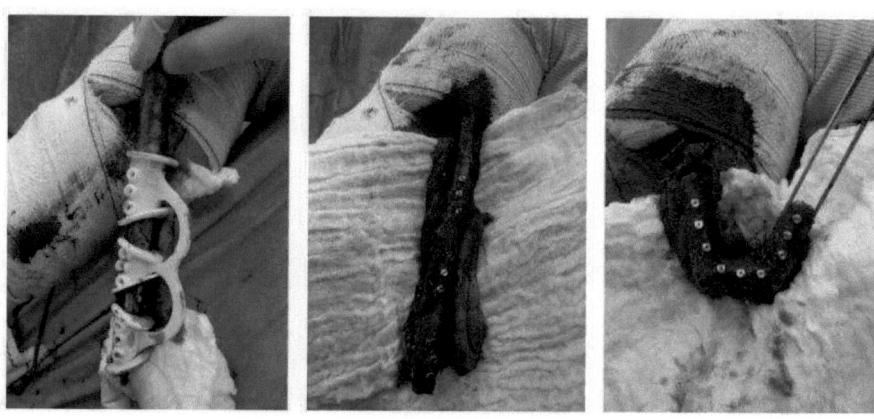

Figure 14 : : Pose d'implants avant la réalisation des ostéotomies Schouman et coll. [44] Copyright © 2014 Elsevier Masson SAS. Tous droits réservés.

modelées sur le modèle stéréolithographique.(**Fig. 14**)

2.3.4. Réhabilitation prothétique

Délais de mise en charge :

Du fait de la richesse de leur vascularisation, les greffons microanastomosés sont favorables à une implantation immédiate.

Lors de la description de leur nouvelle technique de chirurgie assistée par dispositifs sur-mesure, Schouman et coll. [44] ont réalisé une mise en fonction immédiate des implants avec une prothèse en occlusion. Lors de l'intervention, des piliers prothétiques transvissés sont positionnés et la prothèse est solidarisée aux piliers grâce à de la résine autopolymérisable. **(Fig. 15)**

Afin d'assurer une bonne ostéointégration des implants, un blocage bi-maxillaire est réalisé.

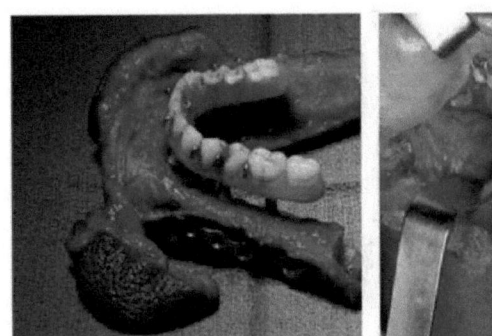
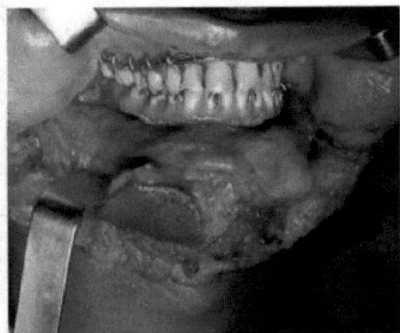

Figure 15 : Solidarisation des prothèses aux piliers prothétiques et blocage bi-maxillaire. Schouman et coll. [44] Copyright © 2014 Elsevier Masson SAS. Tous droits réservés.

La mise en place immédiate des implants est envisagée le plus souvent dans la littérature sur des reconstructions de petite portée. Il convient de préciser aussi que cette indication concerne surtout les pathologies non tumorales telles que les traumatismes balistiques ou les ostéomyélites ou bien les pathologies tumorales de faible grade.

Le délai de mise en charge est variable selon les auteurs :

- Schouman et coll.[44] : mise en charge immédiate

- Jaquiéry et coll. [45] : mise en charge au bout de 6 semaines

- Schoen et coll. [41], Korfage et coll.[30], Schepers et coll. [40] : mise en charge au bout de 9 mois dans l'os irradié

Type de réhabilitation implanto-portée :

Une maintenance implantaire régulière est très importante. Elle permet d'évaluer la mobilité de l'implant, la présence de douleurs, d'une inflammation des tissus mous péri-implantaire ainsi que l'hygiène du patient.

Le choix du type de réhabilitation implanto-portée varie selon les auteurs.

Iizuka et coll.[10], proposent de déterminer la réhabilitation prothétique en fonction des défauts osseux et du type de restauration :

- Classe I : aucune ostéotomie n'est réalisée, une prothèse fixe ou une prothèse amovible conventionnelle peut être réalisée.
- Classe II : une ostéotomie
- Classe III : deux ostéotomies ⎱ prothèse supra-implantaire conseillée
- Classe III : plus de deux ostéotomies.

Ainsi, pour les classifications de type II, une prothèse fixée supra-implantaire est envisageable, alors que pour les plus grandes étendues telles que les classes III et IV une prothèse amovible supra-implantaire est préférable.

Smolka et coll. [26] ont évalué l'intérêt de combiner à la fois une restauration chirurgicale et une restauration prothétique chez les patients atteints d'un cancer de la mandibule.(**Fig. 16**)

Dans leur étude, 56 patients ont bénéficié d'une reconstruction chirurgicale à l'aide d'un greffon microanastomosé de fibula. A terme, 24 patients (42,9%) ont une denture fonctionnelle dont 19 ont bénéficié d'une prothèse implanto-portée :

- 17 superstructures : barre de Dolder
- 2 bridges implanto-portés

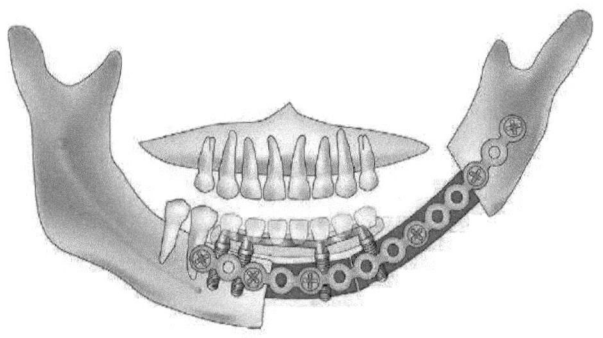

Figure 16 : Représentation schématique d'une reconstruction d'un défaut de Classe II, visible sur une radiographie panoramique. Smolka et coll.(2008) [26] © 2007 Elsevier Ltd. Publié par Elsevier Inc. Tous droits réservés.

Cependant 57,1% des restaurations chirurgicales n'ont pas été suivies de restaurations prothétiques implanto-portées. Ceci peut être dû à plusieurs causes : la non-coopération des patients, les échecs implantaires, les récidives tumorales et les mauvaises relations inter-maxillaires. En cas d'ablation d'un condyle mandibulaire, il est difficile de prévenir la déviation de la mâchoire.

2.3.5. Irradiation

Après analyse de la littérature, très peu d'études décrivent les séances de radiothérapie suite à la mise en place des implants et le devenir de ceux-ci

Dans leur méta-analyse, Schiegnitz et coll. [39] ont constaté qu' un certain délai doit être respecté entre la mise en place des implants et l'irradiation. Il est en moyenne de six semaines.

2.3.6. Avantages et Inconvénients

L'analyse de la littérature met en avant une différence de points de vue, concernant le moment idéal d'implantation.

Certains auteurs préconisent de mettre en place les implants immédiatement après la chirurgie reconstructrice. [30,31]

Cette technique permettrait tout d'abord, de limiter le nombre d'interventions chirurgicales. En effet, une seule intervention sera programmée afin de réaliser, à la fois, la chirurgie d'exérèse, la chirurgie reconstructive et la mise en place implantaire. De ce fait, les chirurgiens seront moins gênés par la limitation d'ouverture buccale, fréquente après irradiation. [35]

Elle diminue également le risque d'ostéoradionécrose, en assurant une meilleure ostéointégration des implants avant l'irradiation. En effet, la capacité des tissus à se régénérer, après chimiothérapie ou radiothérapie, est beaucoup plus faible. [22]

Il a été montré que l'ostéointégration est meilleure sur un péroné non irradié que sur un péroné ayant reçu une certaine dose d'irradiation. [25]

Le site implantaire n'étant pas encore irradié, ceci permet notamment de limiter l'utilisation de l'oxygénation hyperbare. [47]

De plus, grâce à l'utilisation des nouveaux systèmes en trois dimensions, une prothèse provisoire peut être mise en place à la fin de l'intervention.[29] Étant donné qu'il n'y a pas de délais entre la chirurgie reconstructrice et la solution implantaire, cette technique permet de réaliser une réhabilitation prothétique plus rapidement. Elle permet également de gérer plus facilement les tissus mous. La mise en place des implants après une reconstruction est difficile. Cela est principalement lié à la présence en quantité plus importante de tissus mous que de tissus durs. [35]

Cependant, d'autres auteurs sont plus favorables à la mise en place des implants dans un second temps.

L'implantation différée permettrait ainsi de s'assurer de la viabilité du greffon dans un premier temps, mais également de surveiller les risques de récidives tumorales dans un second temps.

De plus, ceci permet de s'assurer de la motivation du patient et de planifier un projet prothétique adapté. En effet, il est difficile de planifier, de manière optimale, l'axe et la position des implants avant la chirurgie reconstructive.

La mise en place implantaire immédiate modifie la planification des traitements oncologiques, en retardant la mise en place de la radiothérapie.

Enfin, le financement influence également le choix du moment de l'implantation, Certaines assurances refusent de prendre en charge les soins avant un délai de deux ans après la chirurgie.

Tableau 5 : Synthèse de la littérature sur l'implantation immédiate

(NP : Niveaux de preuve, NC : non communiqué, R : Rétrospective, P : Prospective)

Auteurs	Type d'étude	Effectif		Type Os	Implantation immédiate		Délais de mise en charge	Délais / Dose irradiation	Taux succès
		Patient	Implant		Avant insertion du Greffon	Après insertion du greffon			
Korfage et coll.[30]	R	50	195	Fibula	NC	NC	3 mois sans irradiation 9 mois si irradiation	6 semaines Dose >40Gy	5 ans 83%
Smolka et coll.[26]	Etude de cas	30	108	Fibula	NC	NC	NC	NC 54 à 72Gy	9 ans 92%

Rohner et coll. [43]	Etude de cas	4	18	Fibula	Oui	-	Immédiate	NC	2 ans 100%
Bianchi et coll. [48]	R	25	117	Fibula Crête iliaque	-	93 implants	3-5 mois	Aucune irradiation	10 ans 100%
Schoen et coll. [41]	P	35	140	Fibula	-	Oui	3 mois sans irradiation 9 mois avec irradiation	Délai 6 semaines Dose 30Gy	2 ans 97%
Schepers et coll. [40]	R	48	139	Fibula	-	Oui	4,7 mois sans irradiation 9 mois avec irradiation	NC	8 ans 97%
Jaquiéry et coll. [45]	P	8	29	Fibula	Oui	Non	6 semaines	NC	3 ans 93,10 %
Fenlon et coll. [33]	Etude croisée	41	145	Fibula	-	OUI	NC	NC	3 ans 65,26 %

Conclusion

Les pertes de substance mandibulaire suite à une mutilation d'origine carcinologique délabrent considérablement la sphère oro-faciale et pouvant nécessiter des épithèses. Celles-ci engendrent des troubles fonctionnels et esthétiques. La principale revendication de ces patients est l'amélioration de leur qualité de vie en soulageant leurs gênes fonctionnelles et en améliorant l'esthétique.

Une réhabilitation prothétique à l'aide d'une prothèse conventionnelle est souvent difficile et complique la prise en charge de ces patients. Longtemps évitée suite aux craintes de possibles ostéoradionécroses, la mise en place des implants est de plus en plus en utilisée.

La première pose d'implant sur un greffon microanastomosé a été initiée en 1985. Depuis, la littérature au sujet de la nature du greffon, le moment d'implantation le plus approprié et les précautions à prendre sur un os irradié, a permis de mieux cerner les problématiques.

Après analyse de cette littérature, il semblerait que le greffon de fibula soit le plus fréquemment utilisé lors des reconstructions des pertes de substance mais également le mieux adapté pour la stabilité des implants.

Les opinions divergent sur le moment d'implantation le plus approprié ainsi que sur les étiologies des principales complications. De nombreux auteurs ont conclu que les délais d'implantation ne semblaient pas influencer la stabilité de l'implant mais plutôt la fonctionnalité de la réhabilitation prothétique. En effet, un certain nombre d'implants mis en place très tôt sans étude prothétique adaptée ne sont pas fonctionnels du fait de leur mauvaise position ou du manque de hauteur osseuse au niveau du greffon.

Outre les délais, la dose d'irradiation est également source de divergence. Cependant, il est difficile de conclure sur la dose exacte à ne pas dépasser afin d'éviter un risque important d'ostéoradionécrose. En effet, de nombreux auteurs ne précisent pas la dose et le nombre de séances appliqués dans leurs études. Pour les autres auteurs, il semble que la dose à ne pas dépasser est de 55Gy. Seul Granström a évoqué l'idée de l'influence du nombre de séance de radiothérapie mais il n'a pas établi de consensus à ce niveau.

Certaines études évoquent la mise en place d'une oxygénothérapie hyperbare afin d'éviter les échecs implantaires et l'ostéoradionécrose en os irradié. Cette technique est assez controversée et les auteurs préfèrent plutôt agir sur les délais entre la mise en place des implants et l'irradiation ou inversement.

Néanmoins, des problèmes éthiques sont apparus lorsque certains praticiens ont évoqué que le délai de 6 semaines entre la reconstruction associée à l'implantation et l'irradiation, pouvait retarder le traitement carcinologique du patient. C'est pourquoi de nombreux auteurs continuent de réaliser des études sur les techniques d'implantation différée au lieu de développer les techniques d'implantation immédiate.

L'analyse de la littérature a également montré qu'il est difficile d'établir un protocole exact de la prise en charge des patients lors de leur reconstruction chirurgicale et de leur prise en charge prothétique.

En effet, ce type de reconstruction est généralement indiqué chez des patients atteints d'un cancer. Les récurrences tumorales, le contexte éthylo-tabagique ou le contexte social sont des éléments primordiaux à bien évaluer.

De nombreux auteurs affirment que l'utilisation des implants permet de rétablir l'occlusion, le langage, la mastication et diminue les risques d'irritation mécaniques provoquant des ulcérations et des douleurs. Néanmoins, elle reste difficile à mettre en place en raison de la présence abondante de tissus mous inhérente à la technique de reconstruction chirurgicale

Afin d'augmenter les résultats prothétiques, de nouvelles techniques s'orientent vers l'augmentation de la hauteur osseuse disponible, ainsi que vers une meilleure gestion de l'environnement muqueux.

Quoiqu'il en soit, le bénéfice supposé apporté par une prise en charge chirurgicale, implantaire et prothétique combinée, demande encore à être évaluée à l'aide d'études cliniques bien construites et par plusieurs équipes. Ce n'est qu'alors que l'impression cédera la place au fait.

Bibliographie

1. INCa, Boulogne-Billancourt, ed. *Les cancers en France en 2013*. Collectif. Boulogne-Billancourt: INCa; 2014.

2. HAS, INCa. Guide ALD 30 "Cancer des voies aérodigestives supérieures." 2009.

3. Marandas P, Germain M, Margainaud J-P, Hartl D, Kolb F. Chirurgie des tumeurs malignes du plancher buccal : exérèse et réparation. *EMC - Tech Chir - Tête Cou*. 2006;1(1):1-25.

4. Thiele OC, Seeberger R, Engel M, Freier K, Hoffmann J. Development of the clinical use of distant flaps for head and neck reconstruction. *J Cranio-Maxillofac Surg*. 2014;42(1):79-83. doi:10.1016/j.jcms.2013.02.006.

5. Bozec A, Poissonnet G, Converset S, et al. Mandibular reconstruction with osseous free flaps: functional results. *Ann Oto-Laryngol Chir Cervico Faciale Bull Société Oto-Laryngol Hôp Paris*. 2007;124(1):16-24.

6. Bähr W, Stoll P, Wächter R. Use of the "double barrel" free vascularized fibula in mandibular reconstruction. *J Oral Maxillofac Surg*. 1998;56(1):38-44.

7. Braga-Silva J, Jaeger MRO, Favalli PPS. Mandibular reconstruction: conduct of osseous integrated implants of iliac crest and fibula free laps. *Ann Chir Plast Esthét*. 2005;50(1):49-55.

8. Cariou J. Transferts ou lambeaux libres de et avec péroné ou fibula. Anatomie chirurgicale, techniques de prélèvement, indications en chirurgie reconstructrice. *EM-Consulte*. 2003; Anatomie chirurgicale, techniques de prélèvement, indications en chirurgie reconstructice(45-099):38.

9. Nao E-EM, Dassonville O, Chamorey E, et al. La chirurgie reconstructive cervicofaciale par lambeaux libres chez le sujet âgé. *Ann Fr Oto-Rhino-Laryngol Pathol Cervico-Faciale*. 2011;128(2):61-65.

10. Iizuka T, Häfliger J, Seto I, Rahal A, Mericske-Stern R, Smolka K. Oral rehabilitation after mandibular reconstruction using an osteocutaneous fibula free flap with endosseous implants. Factors affecting the functional outcome in patients with oral cancer. *Clin Oral Implants Res*. 2005;16(1):69-79.

11. Albert S, Cristofari J-P, Cox A, Bensimon J-L, Guedon C, Barry B. Mandibular reconstruction with fibula free flap. Experience of virtual reconstruction using Osirix®, a free and open source software for medical imagery. *Ann Chir Plast Esthét*. 2011;56(6):494-503.

12. Van Gemert JTM, Van Es RJJ, Rosenberg AJWP, Van der Bilt A, Koole R, Van Cann EM. Free vascularized flaps for reconstruction of the mandible: complications, success, and dental rehabilitation. *J Oral Maxillofac Surg*. 2012;70(7):1692-1698.

13. Gbara A, Darwich K, Li L, Schmelzle R, Blake F. Long-term results of jaw reconstruction with microsurgical fibula grafts and dental implants. *J Oral Maxillofac Surg*. 2007;65(5):1005-1009.

14. Mücke T, Loeffelbein DJ, Kolk A, et al. Comparison of outcome of microvascular bony head and neck reconstructions using the fibular free flap and the iliac crest flap. *Br J Oral Maxillofac Surg*. 2013;51(6):514-519.

15. González-García R, Naval-Gías L, Rodríguez-Campo FJ, Muñoz-Guerra MF, Sastre-Pérez J. Vascularized free fibular flap for the reconstruction of mandibular defects: clinical experience in 42 cases. *Oral Surg Oral Med Oral Pathol Oral Radiol Endod*. 2008;106(2):191-202.

16. Hidalgo DA, Pusic AL. Free-flap mandibular reconstruction: a 10-year follow-up study. *Plast Reconstr Surg*. 2002;110(2):438-449; discussion 450-451.

17. Eckardt A, Fokas K. Microsurgical reconstruction in the head and neck region: an 18-year experience with 500 consecutive cases. *J Cranio-Maxillo-fac Surg*. 2003;31(4):197-201.

18. Bodard A-G, Gourmet R. Réhabilitation sur implants après reconstruction mandibulaire par greffon de fibula microanastomose : une série de 10 cas. *Médecine Buccale Chir Buccale.* 2005;11(4):215-215.

19. Ferrari S, Copelli C, Bianchi B, et al. Rehabilitation with endosseous implants in fibula free-flap mandibular reconstruction: a case series of up to 10 years. *J Cranio-Maxillo-fac Surg.* 2013;41(2):172-178.

20. Colella G, Cannavale R, Pentenero M, Gandolfo S. Oral implants in radiated patients: a systematic review. *Int J Oral Maxillofac Implants.* 2007;22(4):616-622.

21. Claudy MP, Miguens SAQ Jr, Celeste RK, Camara Parente R, Hernandez PAG, da Silva AN Jr. Time Interval after Radiotherapy and Dental Implant Failure: Systematic Review of Observational Studies and Meta-Analysis. *Clin Implant Dent Relat Res.* 2013.

22. Salinas TJ, Desa VP, Katsnelson A, Miloro M. Clinical evaluation of implants in radiated fibula flaps. *J Oral Maxillofac Surg.* 2010;68(3):524-529.

23. Mancha de la Plata M, Gías LN, Díez PM, et al. Osseointegrated implant rehabilitation of irradiated oral cancer patients. *J Oral Maxillofac Surg.* 2012;70(5):1052-1063.

24. Granström G. Placement of dental implants in irradiated bone: the case for using hyperbaric oxygen. *J Oral Maxillofac Surg.* 2006;64(5):812-818.

25. Jacobsen C, Kruse A, Lübbers H-T, et al. Is Mandibular Reconstruction Using Vascularized Fibula Flaps and Dental Implants a Reasonable Treatment? *Clin Implant Dent Relat Res.* 2012; 14(5) : 633-777

26. Smolka K, Kraehenbuehl M, Eggensperger N, et al. Fibula free flap reconstruction of the mandible in cancer patients: evaluation of a combined surgical and prosthodontic treatment concept. *Oral Oncol.* 2008;44(6):571-581.

27. August M, Bast B, Jackson M, Perrott D. Use of the fixed mandibular implant in oral cancer patients: a retrospective study. *J Oral Maxillofac Surg*. 1998;56(3):297-301.

28. Granström G, Tjellström A, Brånemark PI. Osseointegrated implants in irradiated bone: a case-controlled study using adjunctive hyperbaric oxygen therapy. *J Oral Maxillofac Surg Off J Am Assoc Oral Maxillofac Surg*. 1999;57(5):493-499.

29. De Riu G, Meloni SM, Pisano M, Massarelli O, Tullio A. Computed tomography-guided implant surgery for dental rehabilitation in mandible reconstructed with a fibular free flap: description of the technique. *Br J Oral Maxillofac Surg*. 2012;50(1):30-35.

30. Korfage A, Schoen PJ, Raghoebar GM, Roodenburg JLN, Vissink A, Reintsema H. Benefits of dental implants installed during ablative tumour surgery in oral cancer patients: a prospective 5-year clinical trial. *Clin Oral Implants Res*. 2010;21(9):971-979.

31. Schoen PJ, Reintsema H, Raghoebar GM, Vissink A, Roodenburg JLN. The use of implant retained mandibular prostheses in the oral rehabilitation of head and neck cancer patients. A review and rationale for treatment planning. *Oral Oncol*. 2004;40(9):862-871.

32. Leclercq P, Dohan SL, Dohan DM. Implantologie axiale : procédures chirurgicales et stratégies prothétiques. *EMC*. Traité de Médecine Buccale; 2008;23-330-A-16.

33. Fenlon MR, Lyons A, Farrell S, Bavisha K, Banerjee A, Palmer RM. Factors affecting survival and usefulness of implants placed in vascularized free composite grafts used in post-head and neck cancer reconstruction. *Clin Implant Dent Relat Res*. 2012;14(2):266-272.

34. Mertens C, Decker C, Engel M, Sander A, Hoffmann J, Freier K. Early bone resorption of free microvascular reanastomized bone grafts for mandibular

reconstruction - A comparison of iliac crest and fibula grafts. *J Cranio-Maxillofac Surg.* 2013.

35. Kramer F-J, Dempf R, Bremer B. Efficacy of dental implants placed into fibula-free flaps for orofacial reconstruction. *Clin Oral Implants Res.* 2005;16(1):80-88.

36. Parbo N, Murra NT, Andersen K, Buhl J, Kiil B, Nørholt SE. Outcome of partial mandibular reconstruction with fibula grafts and implant-supported prostheses. *Int J Oral Maxillofac Surg.* 2013;42(11):1403-1408.

37. Cuesta-Gil M, Ochandiano Caicoya S, Riba-García F, Duarte Ruiz B, Navarro Cuéllar C, Navarro Vila C. Oral rehabilitation with osseointegrated implants in oncologic patients. *J Oral Maxillofac Surg.* 2009;67(11):2485-2496.

38. Garrett N, Roumanas ED, Blackwell KE, et al. Efficacy of conventional and implant-supported mandibular resection prostheses: study overview and treatment outcomes. *J Prosthet Dent.* 2006;96(1):13-24.

39. Schiegnitz E, Al-Nawas B, Kämmerer PW, Grötz KA. Oral rehabilitation with dental implants in irradiated patients: a meta-analysis on implant survival. *Clin Oral Investig.* 2014;18(3):687-698.

40. Schepers RH, Slagter AP, Kaanders JHAM, van den Hoogen FJA, Merkx MAW. Effect of postoperative radiotherapy on the functional result of implants placed during ablative surgery for oral cancer. *Int J Oral Maxillofac Surg.* 2006;35(9):803-808.

41. Schoen PJ, Raghoebar GM, Bouma J, et al. Prosthodontic rehabilitation of oral function in head–neck cancer patients with dental implants placed simultaneously during ablative tumour surgery: an assessment of treatment outcomes and quality of life. *Int J Oral Maxillofac Surg.* 2008;37(1):8-16.

42. Bodard A-G, Salino S, Bemer J, Lucas, Breton P. Dental implant placement after mandibular reconstruction by microvascular free fibula flap: current knowledge and remaining questions. *Oral Oncol.* 2011;47(12):1099-1104.

43. Rohner D, Bucher P, Kunz C, Hammer B, Schenk RK, Prein J. Treatment of severe atrophy of the maxilla with the prefabricated free vascularized fibula flap. *Clin Oral Implants Res*. 2002;13(1):44-52.

44. Schouman T, Bertolus C, Chaine C, Ceccaldi J, Goudot P. Chirurgie assistée par dispositifs sur-mesure : reconstruction par lambeau libre de fibula. *Rev Stomatol Chir Maxillo-Faciale Chir Orale*. 2014;115(1):28-36.

45. Jaquiéry C, Rohner D, Kunz C, et al. Reconstruction of maxillary and mandibular defects using prefabricated microvascular fibular grafts and osseointegrated dental implants – a prospective study. *Clin Oral Implants Res*. 2004;15(5):598-606.

46. Zou D, Huang W, Wang F, et al. Autologous Ilium Grafts: Long-Term Results on Immediate or Staged Functional Rehabilitation of Mandibular Segmental Defects Using Dental Implants after Tumor Resection. *Clin Implant Dent Relat Res*. 2013.

47. Lerrick AJ, Zak MJ. Oral cavity reconstruction with simutaneous free and pedicled composite flaps. *Oper Tech Otolaryngol-Head Neck Surg*. 2000;11(2):76-89.

48. Bianchi B, Ferri A, Ferrari S, et al. Mandibular resection and reconstruction in the management of extensive ameloblastoma. *J Oral Maxillofac Surg*. 2013;71(3):528-537.

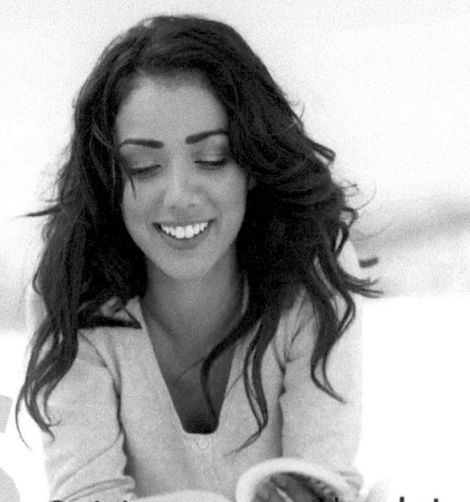

Oui, je veux morebooks!

I want morebooks!

Buy your books fast and straightforward online - at one of the world's fastest growing online book stores! Environmentally sound due to Print-on-Demand technologies.

Buy your books online at

www.get-morebooks.com

Achetez vos livres en ligne, vite et bien, sur l'une des librairies en ligne les plus performantes au monde!
En protégeant nos ressources et notre environnement grâce à l'impression à la demande.

La librairie en ligne pour acheter plus vite

www.morebooks.fr

OmniScriptum Marketing DEU GmbH
Heinrich-Böcking-Str. 6-8
D - 66121 Saarbrücken
Telefax: +49 681 93 81 567-9

info@omniscriptum.com
www.omniscriptum.com

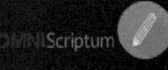

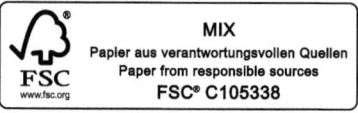

Printed by Books on Demand GmbH, Norderstedt / Germany